Die Kinderbuchautorin **Ursel Scheffler** wurde 1938 in Nürnberg geboren. Sie studierte Romanistik, Anglistik und Volkskunde in Erlangen und München. Seit 1975 veröffentlichte sie zahlreiche Kinderbücher in bekannten Kinderbuchverlagen im In- und Ausland. Ihre Bücher sind in vierzig Sprachen übersetzt worden. Ursel Scheffler ist Lesebotschafterin der Stiftung Lesen und hat 2011 das Leseförderprogramm »Büchertürme« ins Leben gerufen. Sie wohnt in Hamburg.

Barbara Korthues, geboren 1971, studierte Visuelle Kommunikation an der Fachhochschule Münster und Freie Malerei an der Kunstakademie Münster. Bereits während ihres Studiums begann sie für verschiedene Kinder- und Jugendbuchverlage zu arbeiten. Seither erleben ihre liebevoll gestalteten Figuren viele aufregende Abenteuer, die im In- und Ausland publiziert werden.

Mehr über unsere Bücher, Autor:innen und Illustrator:innen auf:
www.thienemann.de

Scheffler, Ursel/Korthues, Barbara:
Zum Taufen nimmt man Wasser ohne Seife
ISBN 978 3 522 30528 0

Text: Ursel Scheffler
Gesamtausstattung: Barbara Korthues
Einband- und Innentypografie: Doris Grüniger, Buch und Grafik, Zürich
Innentypografie: Eva Mokhlis, Swabianmedia, Stuttgart
Reproduktion: HKS-artmedia GmbH, Leinfelden-Echterdingen
Druck und Bindung: Livonia Print, Riga

FSC MIX Papier | Fördert gute Waldnutzung FSC® C002795

6. Auflage 2025
Dieses Bilderbuch ist eine Neuausgabe des erstmals 2005 erschienenen Buchs unter gleichnamigem Titel mit Illustrationen von Jutta Timm.

URSEL SCHEFFLER · BARBARA KORTHUES

Zum Taufen nimmt man Wasser ohne Seife

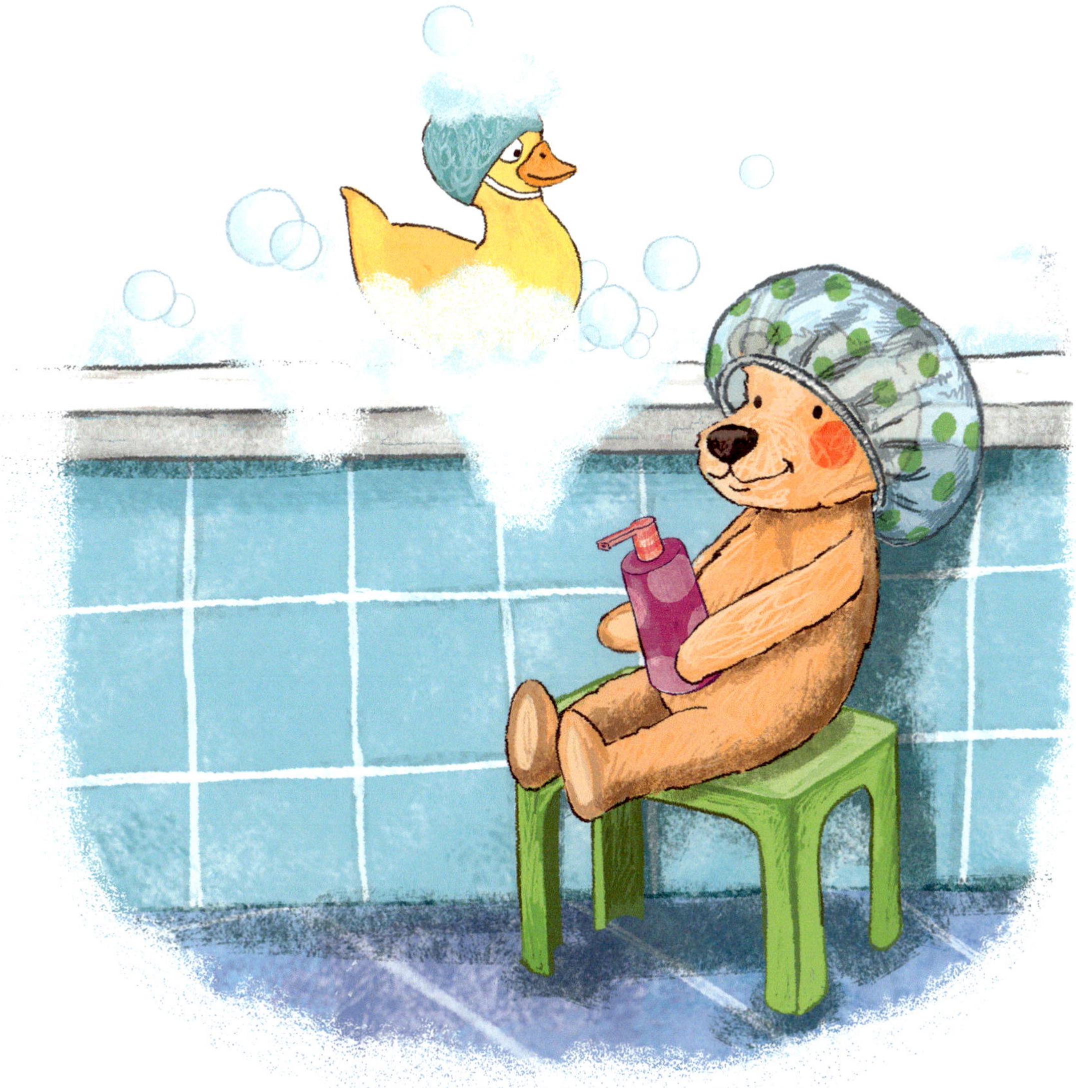

Gabriel

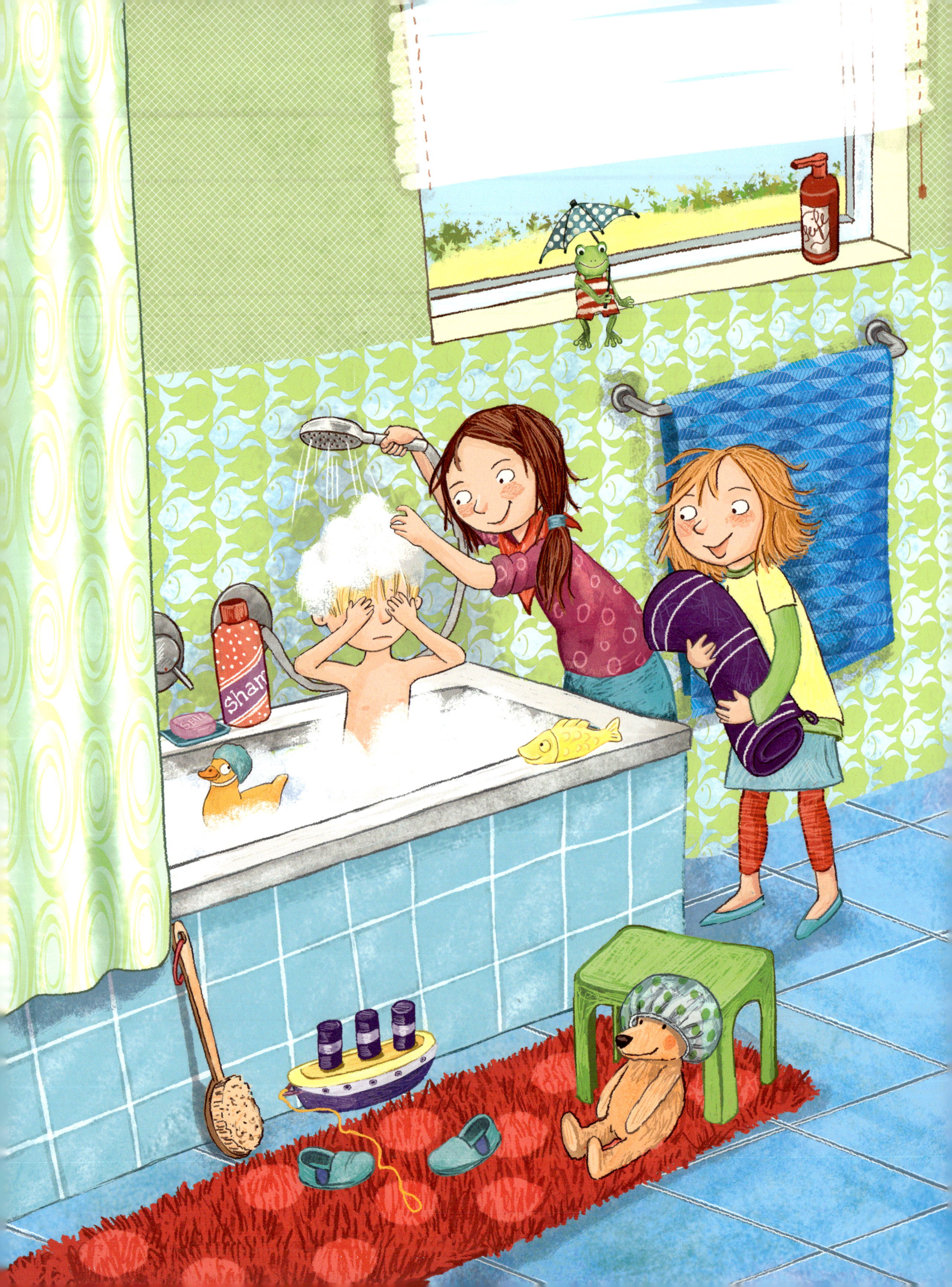
sham

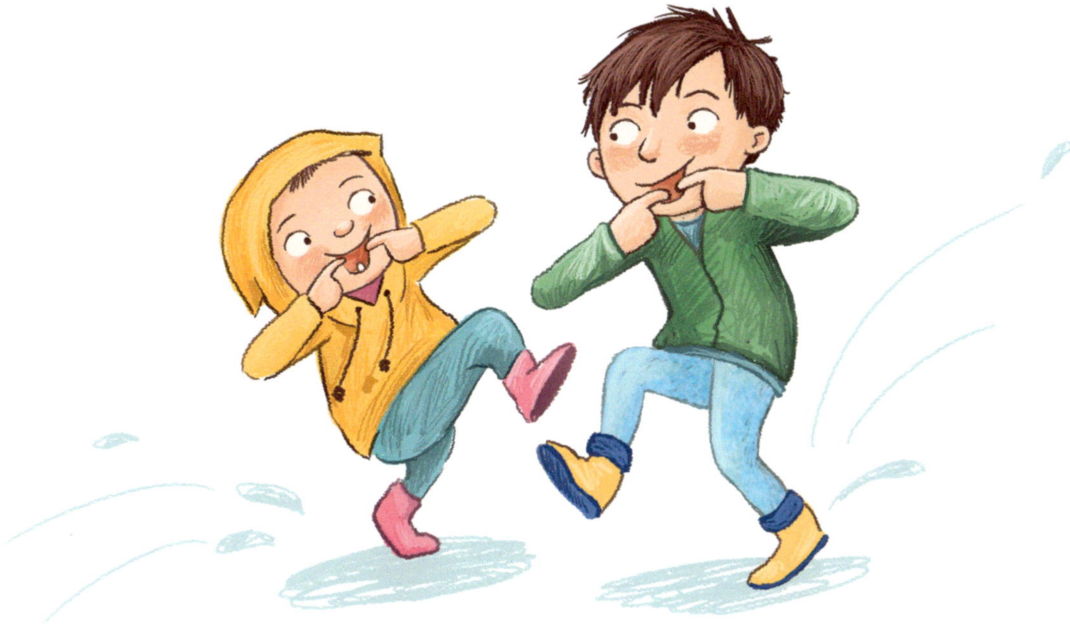

Eigentlich ist Florian ganz mutig. Aber er mag kein Wasser auf dem Kopf! Deshalb hat er Angst vorm Duschen und Haarewaschen. Wenn ihn seine großen Schwestern abbrausen, kommt immer Schaum in die Augen. Und das brennt wie verrückt! Überhaupt findet Florian große Schwestern blöd, die immer alles besser und schneller machen und obendrein alles bestimmen wollen wie Anne und Olivia. Da hätte er viel lieber eine kleine Schwester wie Philipp. Die Marie ist echt nett. Sie kann jetzt schon ganz gut laufen und geht mit Philipp immer dahin, wo er will. Wenn er Quatsch macht, dann lacht sie vergnügt. Das sieht lustig aus. Vor allem jetzt, wo sie schon ein paar Zähnchen hat. Wenn Florian Quatsch macht, sagen Anne oder Olivia immer, dass er albern ist. Und vor allem: Marie würde dem Philipp nie Schaum in die Augen spülen!

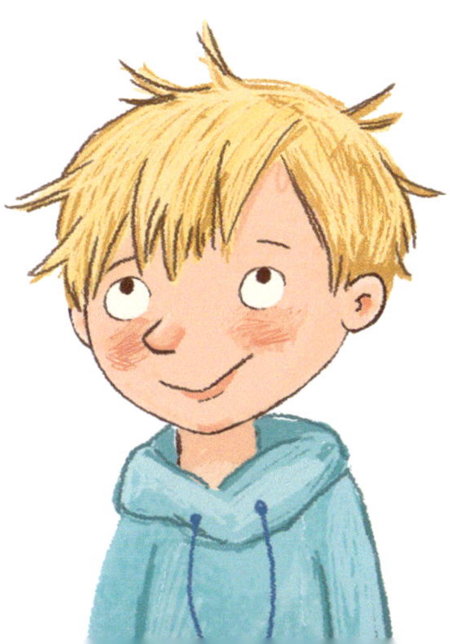

Als Florian erfährt, dass Mama ein Baby bekommen wird, ist er ganz aufgeregt.
»Hoffentlich wird es eine Schwester«, seufzt er.
Anne und Olivia möchten lieber einen Bruder haben.
»Na klar, dann hat jede von euch einen zum Ärgern«, knurrt Florian.
»Wird es ein Junge oder ein Mädchen?«, fragen die neugierigen Verwandten an Mamas Geburtstag, als ihr Bauch so dick ist, dass einfach jeder merkt, dass ein Baby drin wächst.

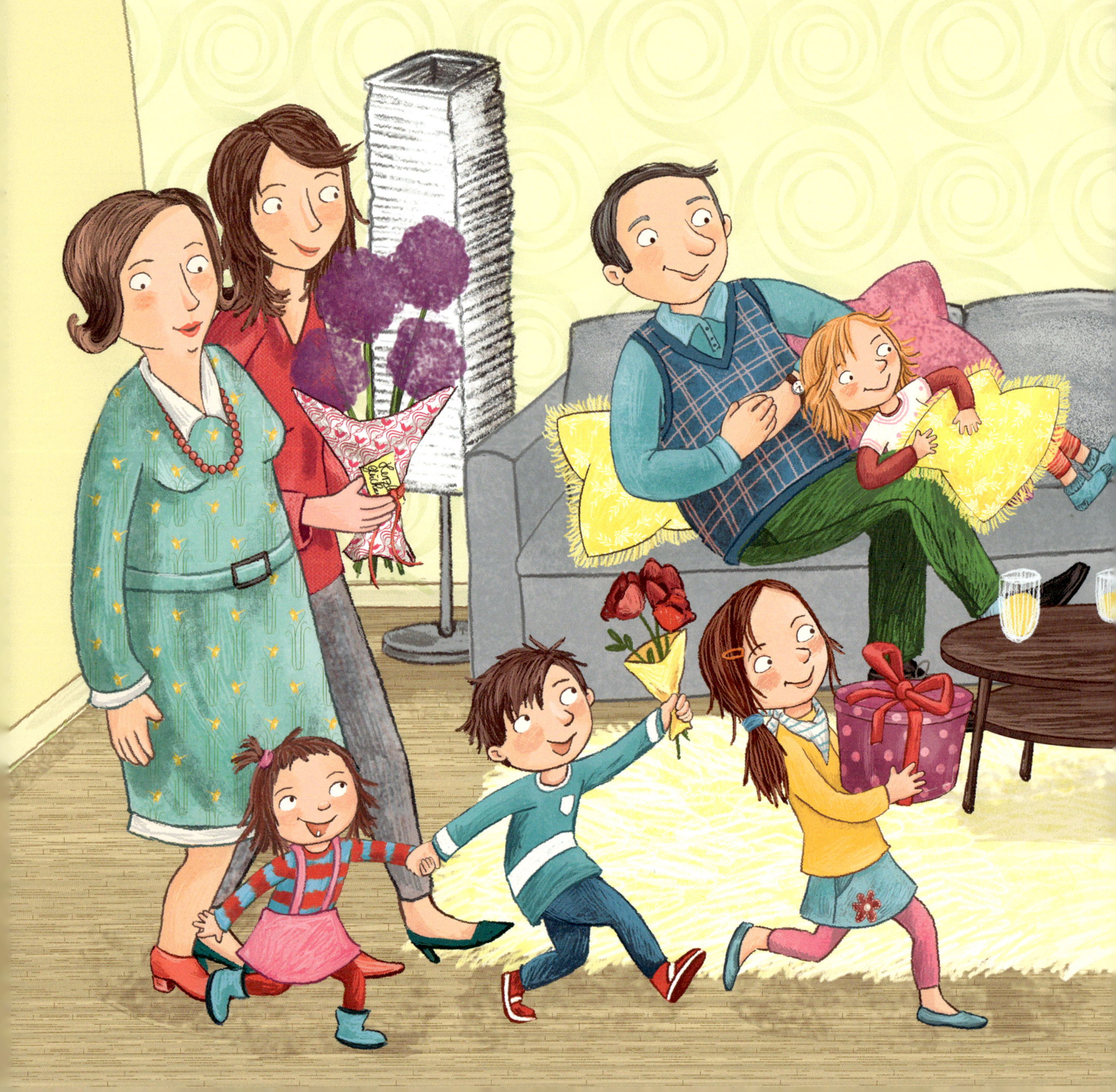

»Keine Ahnung«, sagt Mama und lächelt geheimnisvoll.
»Na, das kann man doch heutzutage vorher feststellen«,
sagt Tante Auguste mit spitzer Lippe. Sie weiß immer alles und alles besser.
»Schon«, sagt Mama. »Aber ein Baby ist ein Geschenk. Und bei einem
Geschenk gucke ich auch nicht vorher ins Päckchen, um zu sehen, was drin ist.«
»Genau«, sagt Papa. »Wenn man immer alles schon vorher weiß,
dann ist es längst nicht mehr so spannend.«

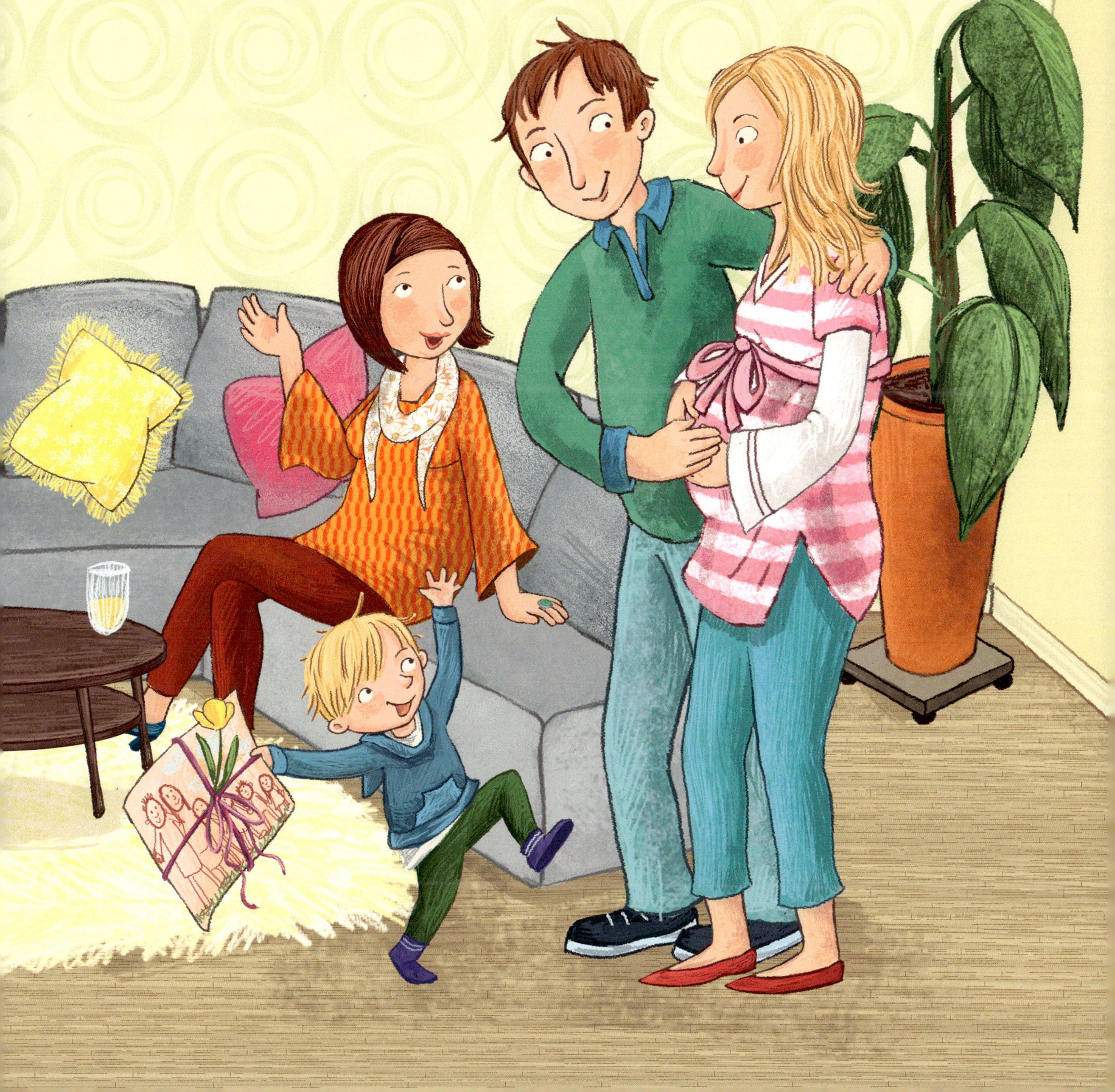

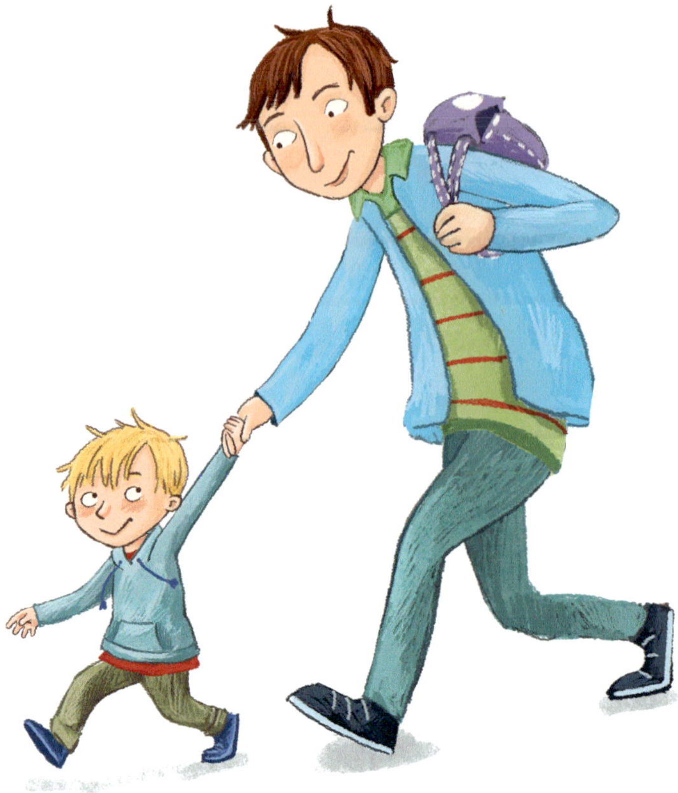

Eines Mittags holt Papa den Florian vom Kindergarten ab und sagt:
»Wenn wir Glück haben, kommt heute unser Baby. Ich hab Mama eben in die Klinik gebracht. Da muss ich auch gleich wieder hin.
Ich fahr dich nur schnell nach Hause. Opa wartet schon auf dich.«

Nach dem Mittagessen, als Anne und Olivia die Hausaufgaben machen und Opa dem Florian gerade eine Geschichte vorlesen will, klingelt das Telefon.
Die beiden Mädchen streiten, wer drangehen darf. Olivia gewinnt.
»Hallo Papa!«, ruft sie. »Ist das Baby da?« Und dann macht sie ein langes Gesicht.
»Na, Hauptsache, Mama geht's gut«, murmelt sie und legt auf.
Die anderen sehen sie gespannt an.
»Nun sag schon, was ist passiert?«, drängt Opa besorgt.
»Alles in Ordnung«, seufzt Olivia. »Aber es ist wieder ein Mädchen.«
»Jappadappadu!«, ruft Florian und schnellt von Opas Schoß wie ein Pfeil.
»Eine kleine Schwester! Eine Schwester wie Marie!«
Er führt einen Indianertanz auf.
»Sie heißt nicht Marie, sondern Sophie«, verbessert ihn Olivia.
»Na und?«, sagt Florian. »Klingt doch fast genauso.«

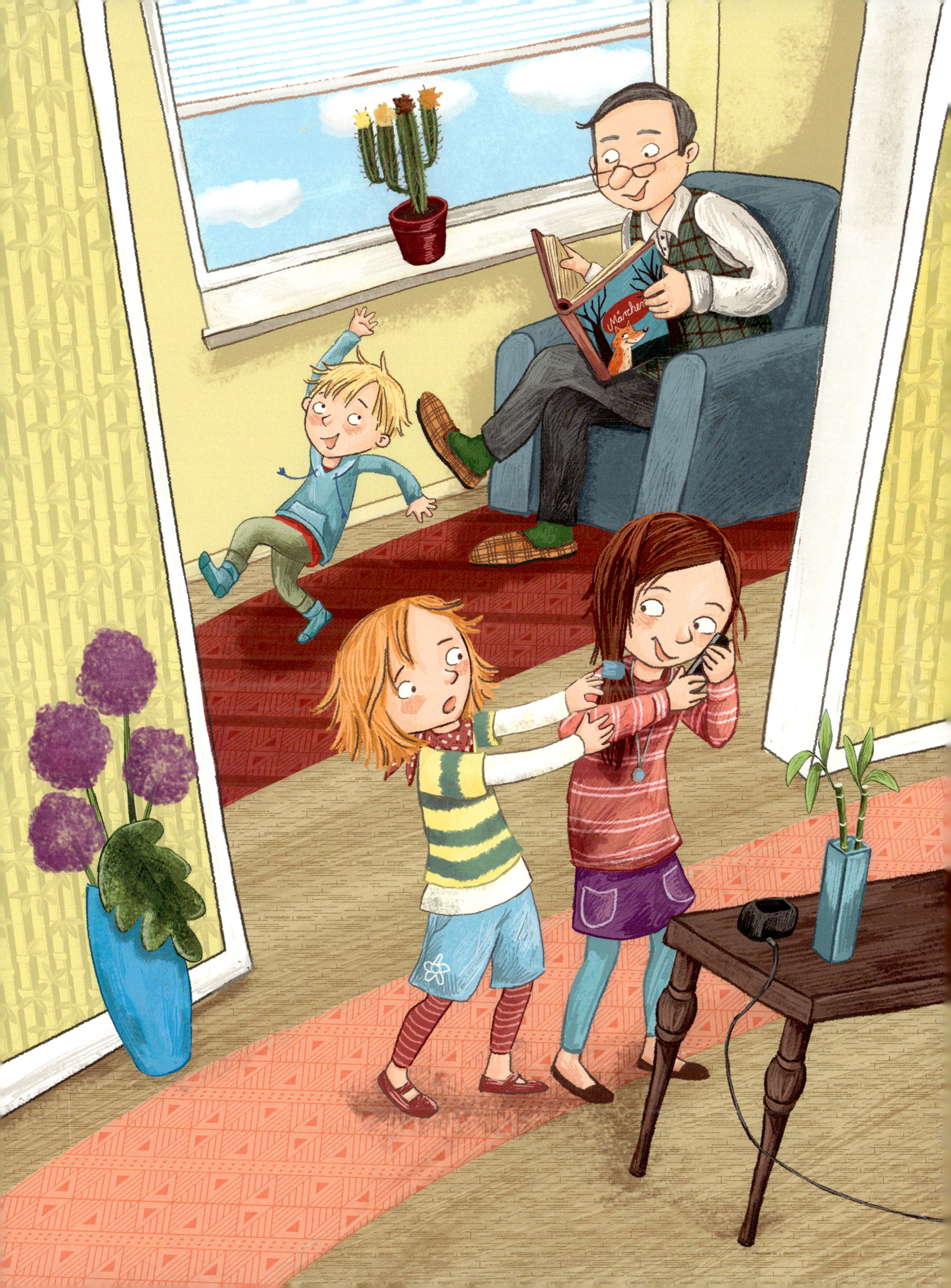

Als Mama nach ein paar Tagen mit dem Baby nach Hause kommt, ist Florian ganz aufgeregt. Das Babybettchen steht in seinem Zimmer.
»Meine Sophie! Ich werde Tag und Nacht auf sie aufpassen«, verspricht Florian.
»Muss man auch«, sagt Mama. »Kleine Babys sind noch zart und zerbrechlich.«
»Ich weiß«, nickt Florian. »Sie haben noch ein Loch im Kopf, die Salmonelle.«
»Es heißt Fontanelle«, verbessert ihn seine große Schwester Anne.
»Das hab ich dir doch an dem Bild im Babybuch erklärt.«
»Bäääh!«, sagt Florian und schneidet eine Grimasse in Annes Richtung. »Egal wie es heißt. Aber das Loch ist da und ich werde auf meine kleine Schwester aufpassen.«
»Du meinst auf unsere kleine Schwester?«, gibt Anne zurück.
»Zuallererst meine«, sagt Florian. »Schließlich steht ihr Bett in meinem Zimmer.«

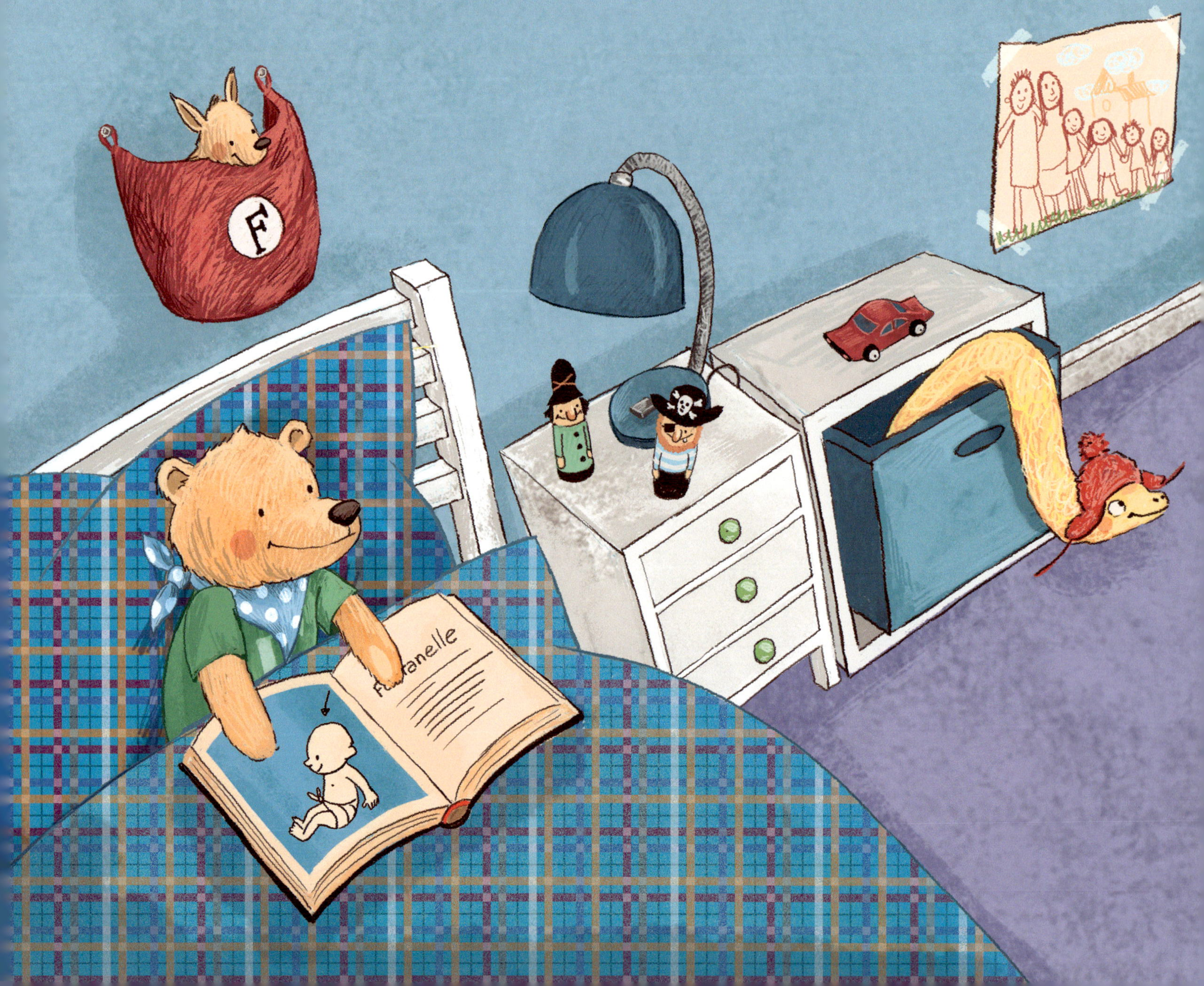

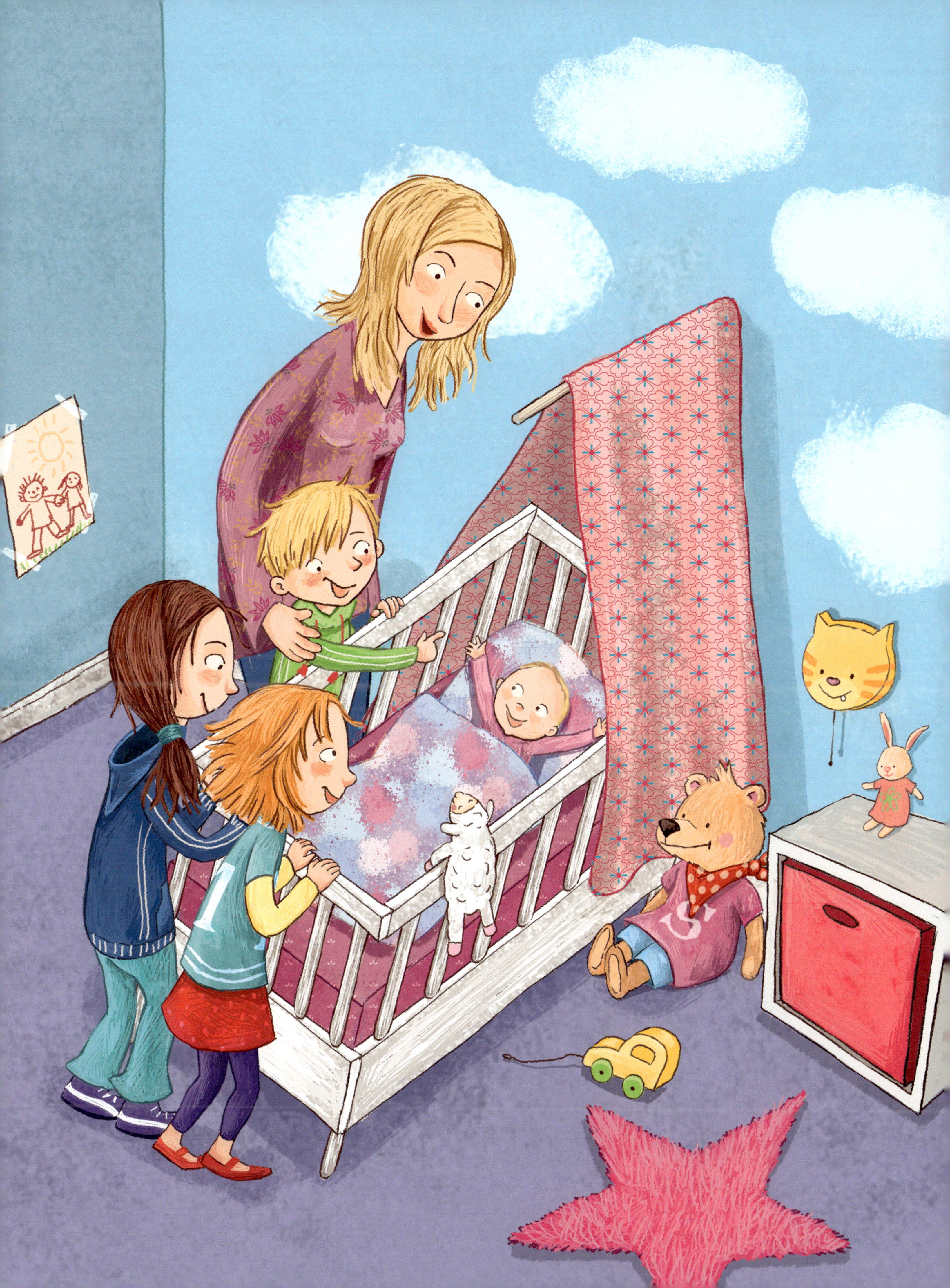

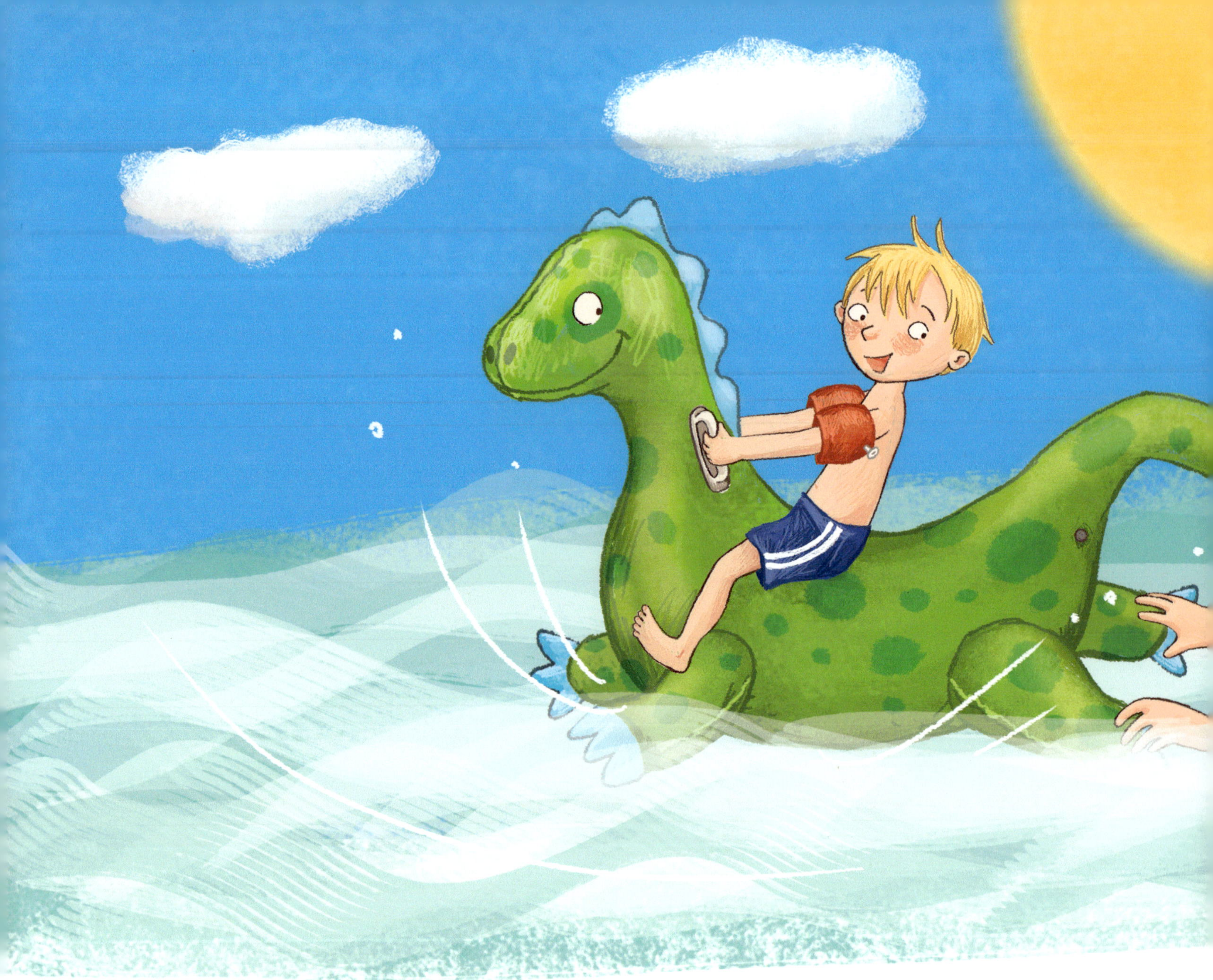

Beim Abendessen reden Mama und Papa über die Taufe, die in ein paar Wochen stattfinden soll. Und dass Papas Schwester Jessica die Patentante sein soll. Dann entwerfen sie die Einladungskarten am Computer.

»Wozu braucht man eigentlich eine Badetante?«, erkundigt sich Florian, als er mit seinen Schwestern allein ist.
»Zum Baden!«, kichert Olivia.
»Es heißt Patentante mit P!«, belehrt ihn Anne.
»Von einer Patentante kriegt man Geschenke«, ergänzt Olivia.
»Hab ich auch eine Patentante?«, fragt Florian.

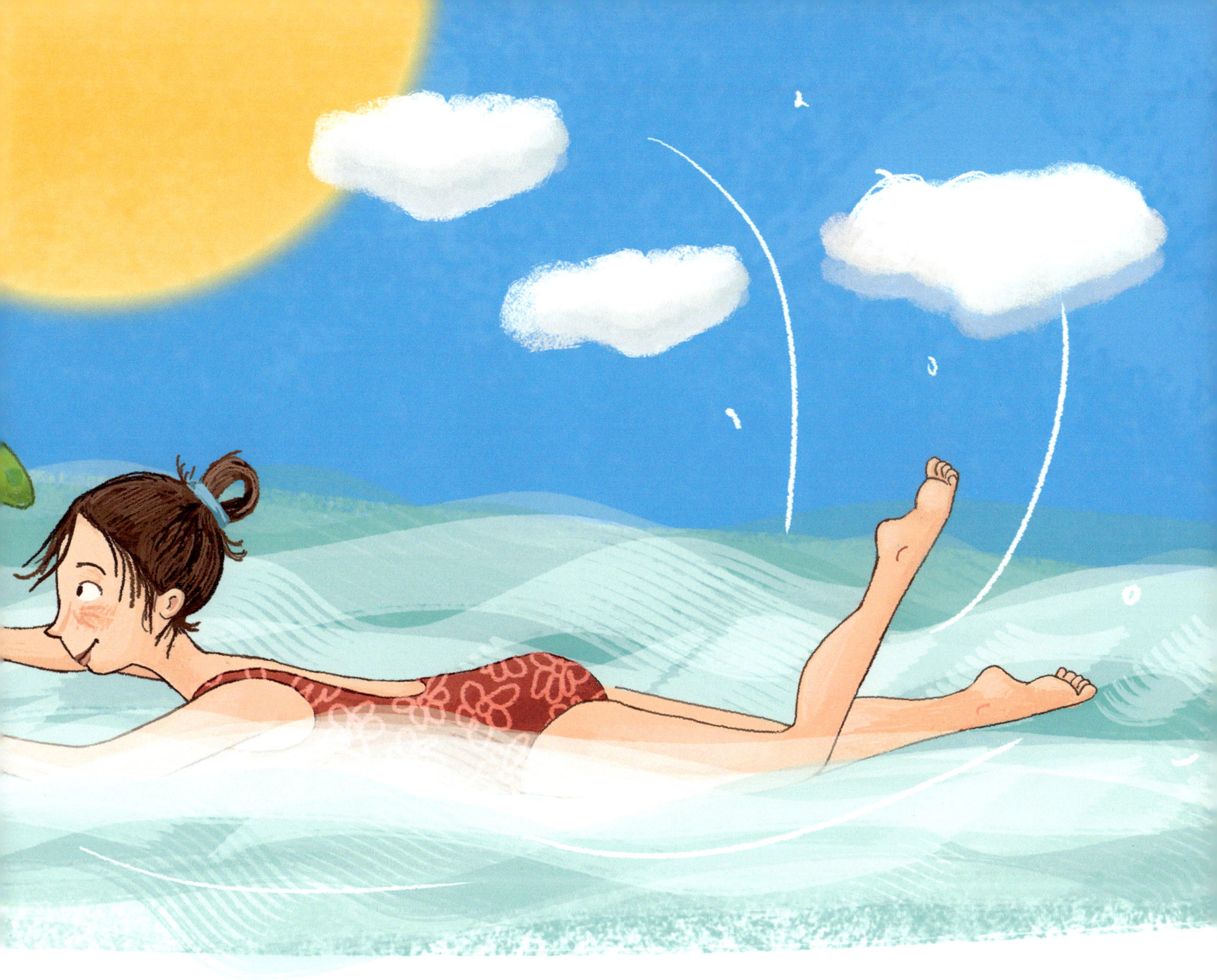

»Nö«, antwortet Olivia und beißt in einen Apfel. »Bloß einen Patenonkel: den Onkel Jakob. Der dir die tolle Lego-Eisenbahn geschenkt hat.«

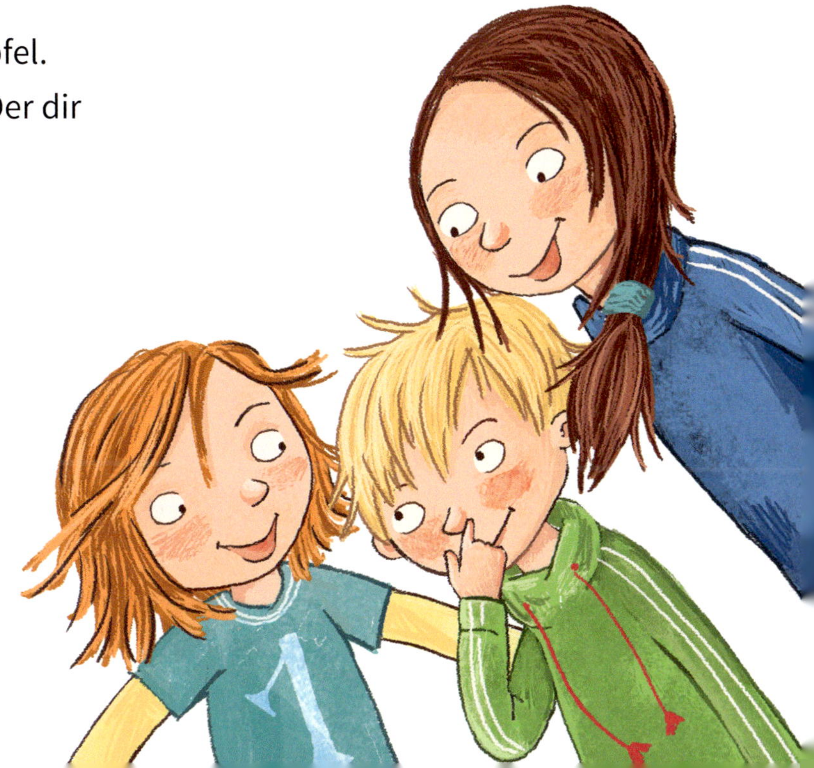

»Geschenke sind nicht das Wichtigste«, mischt sich Anne ein. »Ein Pate soll das Kind beschützen. Er soll ihm von Gott erzählen und er soll für das Kind sorgen, wenn seine Eltern es nicht können.« Anne weiß bestens Bescheid, denn sie haben gerade im Religionsunterricht über die Taufe gesprochen.
»Kann ich nicht Sophies Pate sein?«, sagt Florian schnell.
»Dazu bist du viel zu klein. Du kannst doch das Baby nicht über das Taufbecken halten, wenn ihm das Wasser über den Kopf geschüttet wird«, sagt Anne.
»Wasser über den Kopf schütten?«, ruft Florian und wird blass.
»Mit Seife drin?«
»Na klar«, grinst Anne. »Mit Seife! Dreimal! Als du getauft wurdest, waren wir schließlich dabei. Und du Schisshase hast geschrien wie am Spieß, stimmt's, Olivia? Davon gibt's Fotos.«
Olivia nickt. »Du warst damals schon schrecklich wasserscheu.«

Im Gegensatz zum Rest der Familie freut sich Florian kein bisschen auf die Taufe. Wasser auf den Kopf! Mit Seife drin! Ihm tut die arme Sophie heute schon leid.

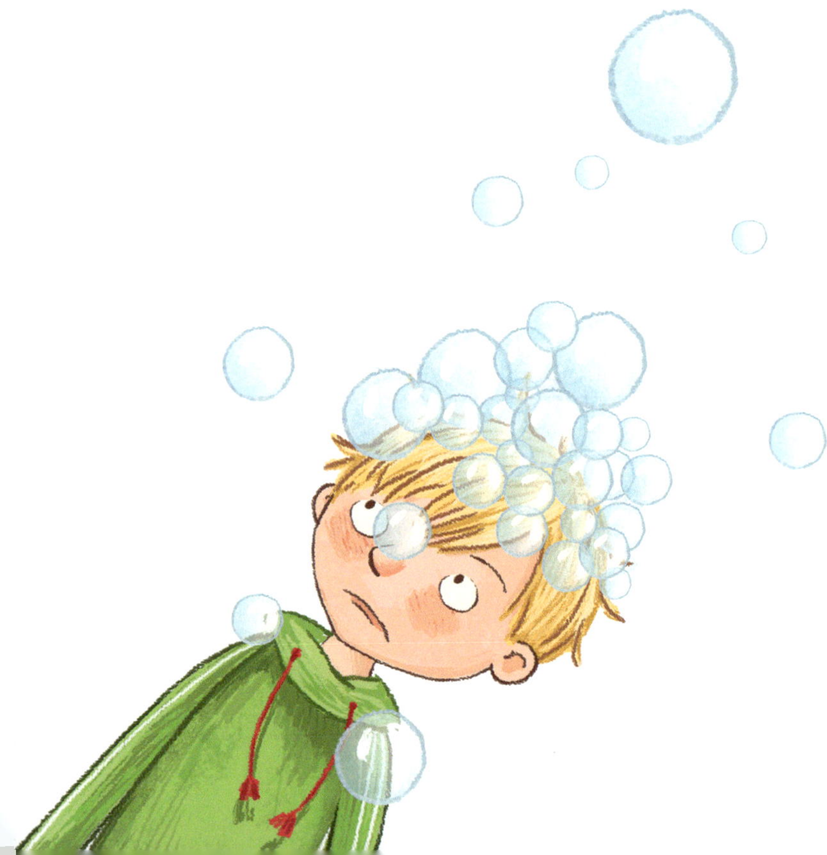

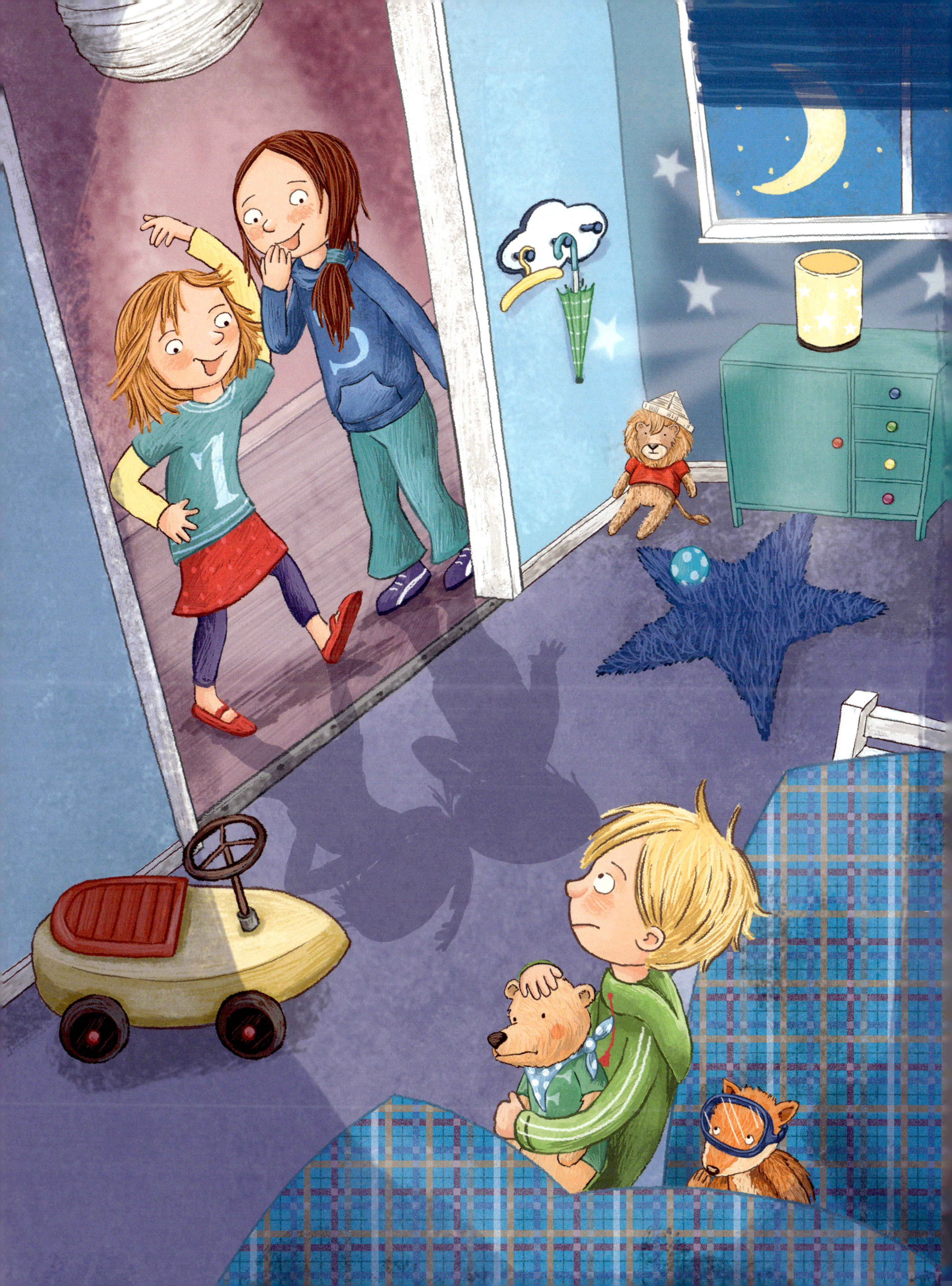

Die Zeit bis zum Tauftag vergeht wie im Flug. Dann ist es so weit:
Die Gästebetten sind bezogen. Das Taufkleidchen hängt auf einem Bügel am Schrank.
Am Tag vor dem Tauffest riecht es im ganzen Haus nach gerösteten Nüssen und frisch gebackenem Kuchen.
»Kommt Philipp auch? Und Marie?«, erkundigt sich Florian.
»Natürlich. Philipps Mama wird die Patin sein«, sagt Anne.
»Tante Jessica? Wieso darf sie Patin, Mama, Schwester, Tante und alles sein und ich bin gar nichts!«, beschwert sich Florian.
»Du bist unser kleiner Bruder. Das ist genug!«, ruft Olivia und knufft ihn in die Seite.

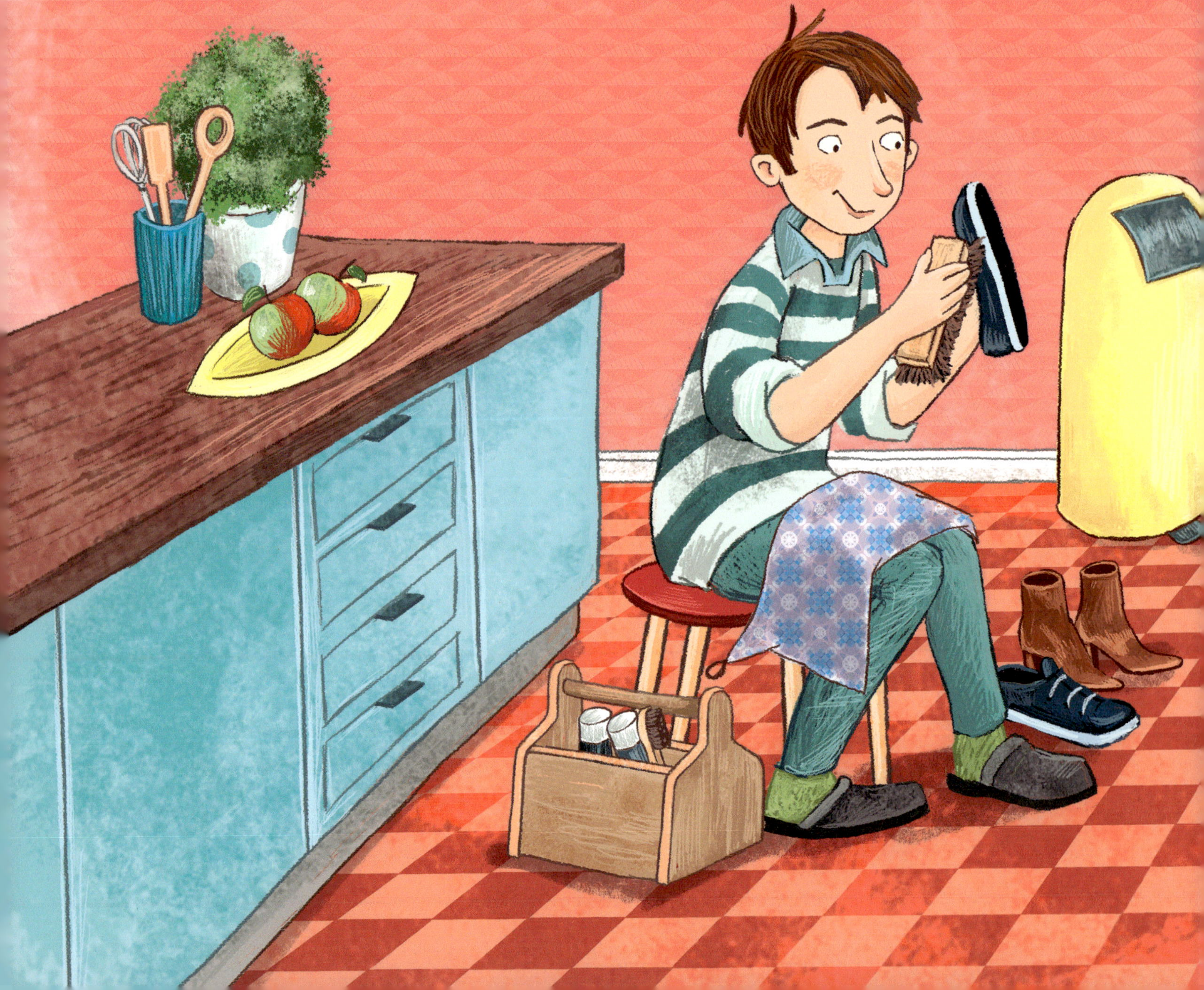

Und dann trudeln die Gäste ein. Alle sind festlich angezogen.
Tante Auguste hat sich extra ein neues Kleid gekauft.
Mit Spitzenkragen. Florian findet, dass es schrecklich aussieht.
Und sie stinkt nach Parfüm.
Da riecht Onkel Jakob viel besser. Nach Pfeifentabak.

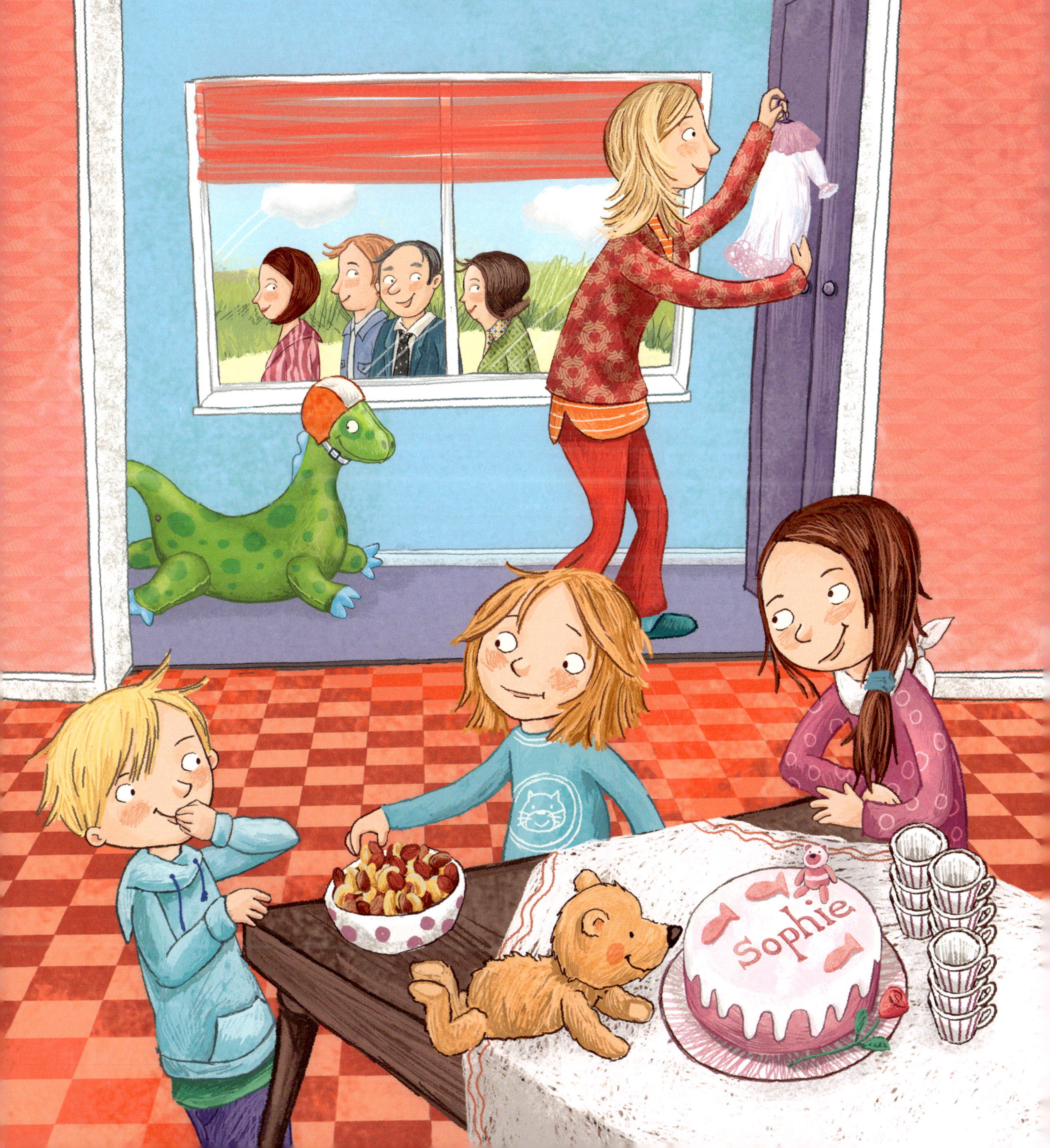

»Hallo Flori!«, ruft er und umarmt sein Patenkind.
»Ich hab dir was mitgebracht.« Er gibt ihm ein Buch mit Räubergeschichten.
»Da les ich dir nachher draus vor.«
»Danke«, sagt Florian, aber er lacht nicht.
»Was ist los mit dir, Flori?«, fragt Onkel Jakob. »Freust du dich nicht auf die Taufe?«
Flori schüttelt stumm den Kopf. Onkel Jakob legt den Arm um Florians Schulter und geht mit ihm in den Garten. Da erzählt Florian von Anne, Olivia und der Seife. Und dass er sich nicht drauf freuen kann, wenn man seiner Sophie Wasser auf den Kopf gießt, bis sie weint.
Onkel Jakob lacht und sagt: »Die beiden haben dich angeschmiert mit der Seife! Zum Taufen nimmt man Wasser ohne Seife.«
»Ich hab aber bei meiner Taufe gebrüllt, hat Anne gesagt.«
»Das stimmt. Du hattest die Windeln voll. Ich hatte dich auf dem Arm und hab's gerochen«, sagt Onkel Jakob und schmunzelt.

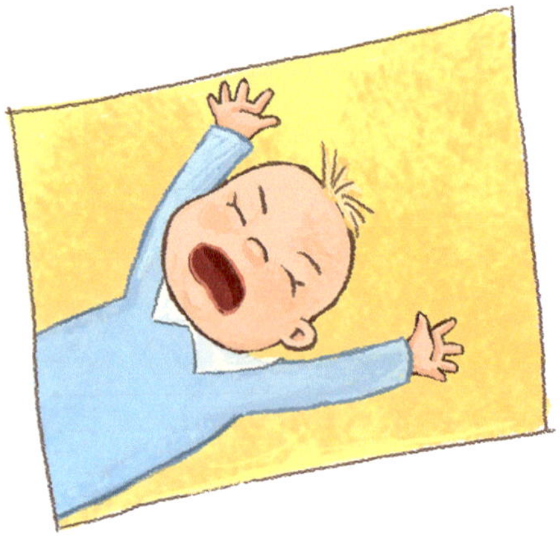

»Also war nicht das Wasser schuld, das in den Augen gebrannt hat?«
»Nein, Flori! Das Taufwasser ist reines Wasser. Gesegnetes Wasser. Und es wird im Winter sogar angewärmt, damit die Täuflinge nicht erschrecken.«

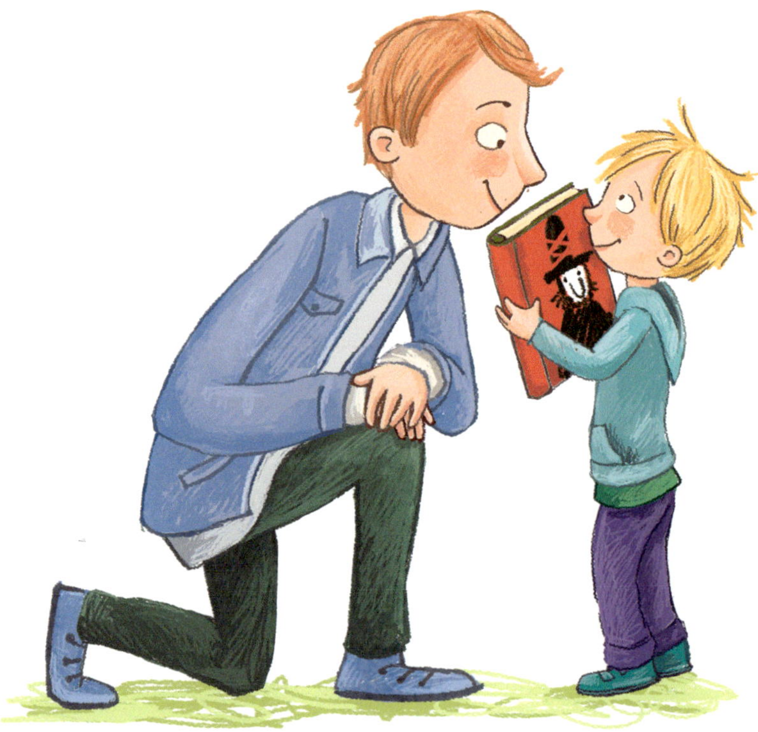

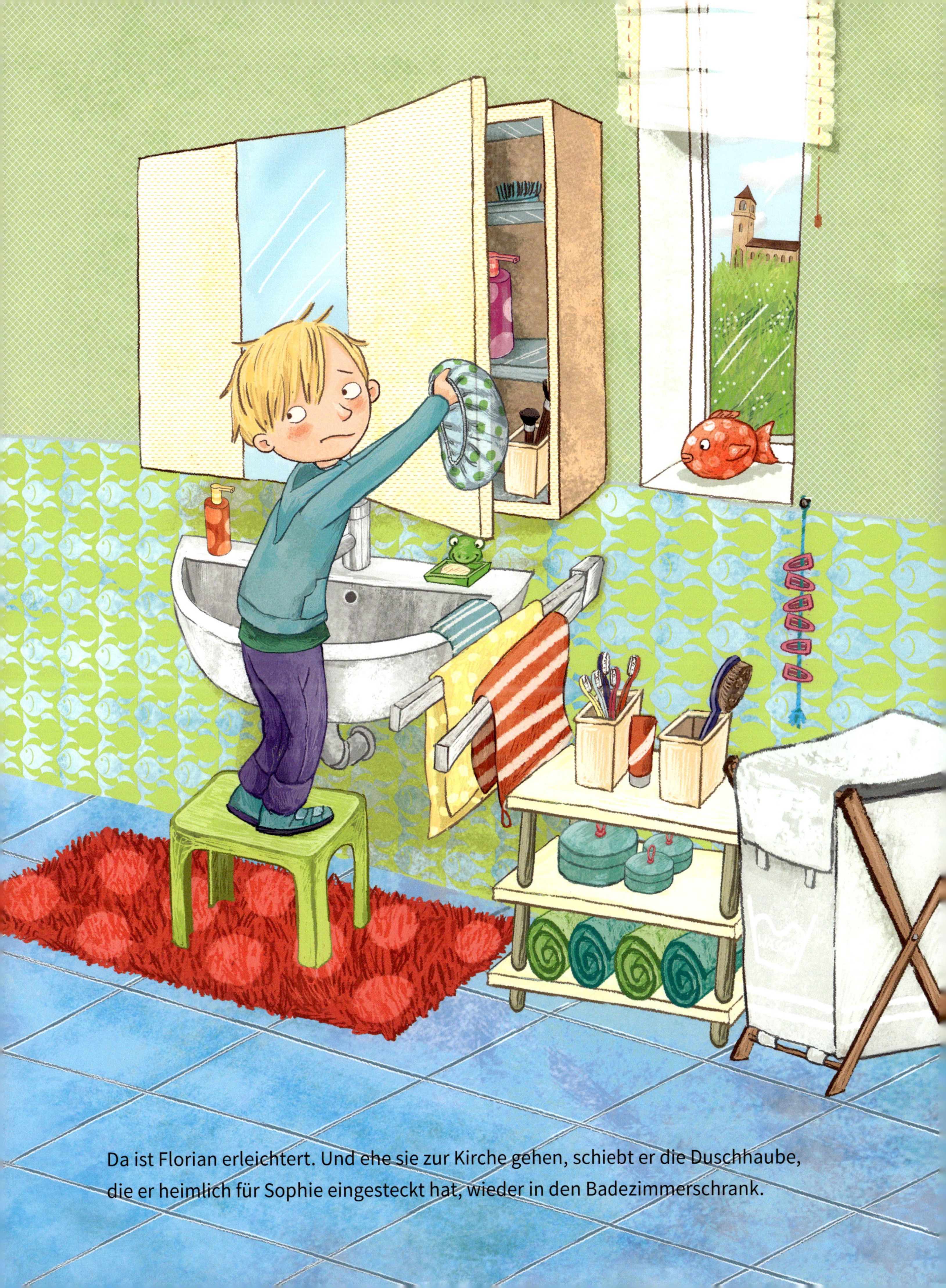

Da ist Florian erleichtert. Und ehe sie zur Kirche gehen, schiebt er die Duschhaube, die er heimlich für Sophie eingesteckt hat, wieder in den Badezimmerschrank.

Gespannt sitzt Florian neben seinem Onkel auf der Kirchenbank. »Warum tauft man ein Kind überhaupt, Onkel Jakob?«, flüstert er. »Durch die Taufe wird das Kind in die Gemeinde aufgenommen«, erklärt Onkel Jakob leise. »Eltern und Paten bitten Gott, dass er das Kind ein Leben lang beschützt. Und sie versprechen, dass sie selbst auch gut auf das Kind aufpassen werden.«

»Passt du auch auf mich auf?«, fragt Florian.

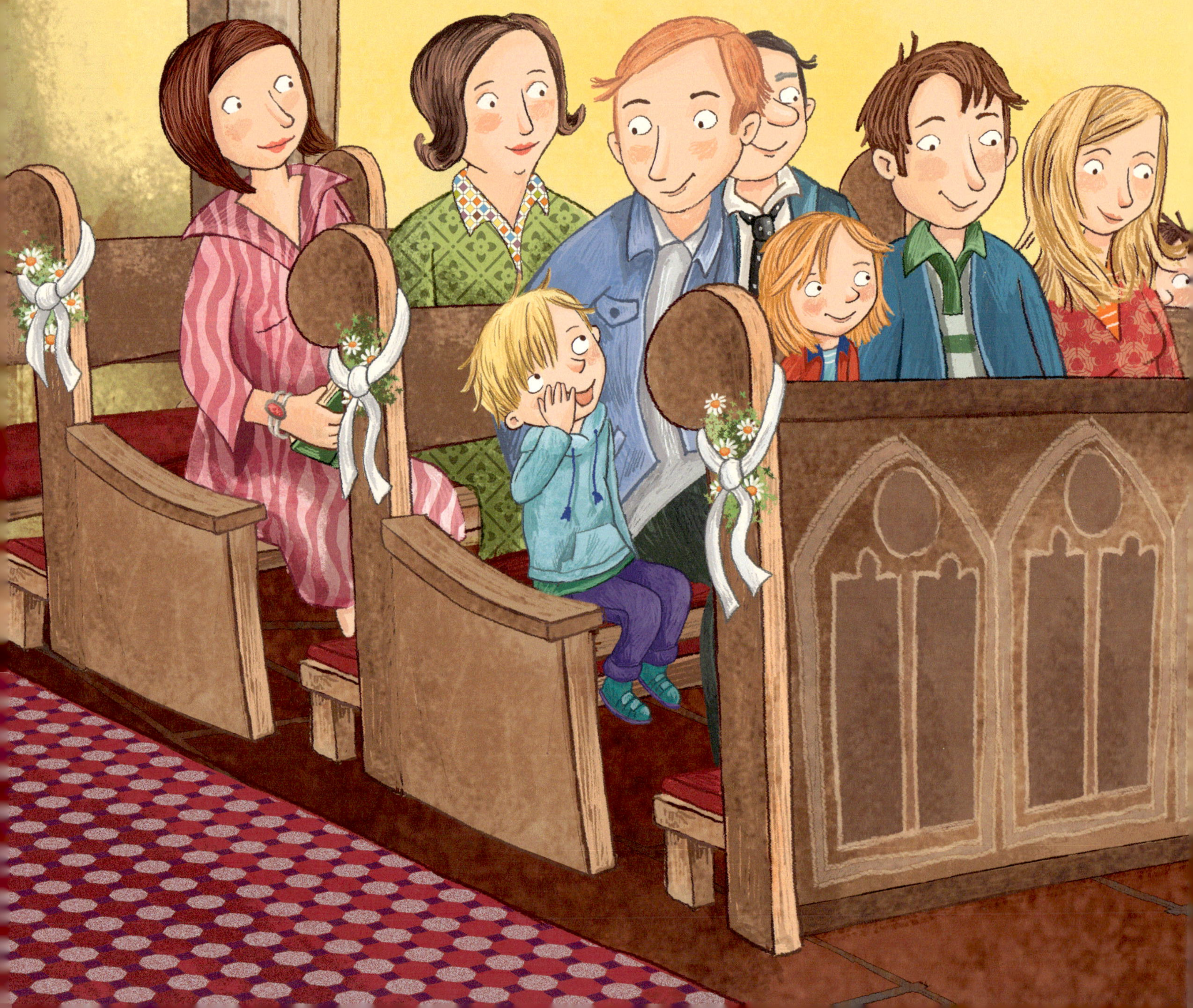

»Ja, auch wenn ich weit weg wohne, ich bin immer für dich da. Du kannst mich immer anrufen, wenn du ein Problem hast.«
»Hilfst du mir auch mal gegen Anne und Olivia?«
Onkel Jakob nickt.
Da ist Florian heilfroh, dass er einen Patenonkel hat.

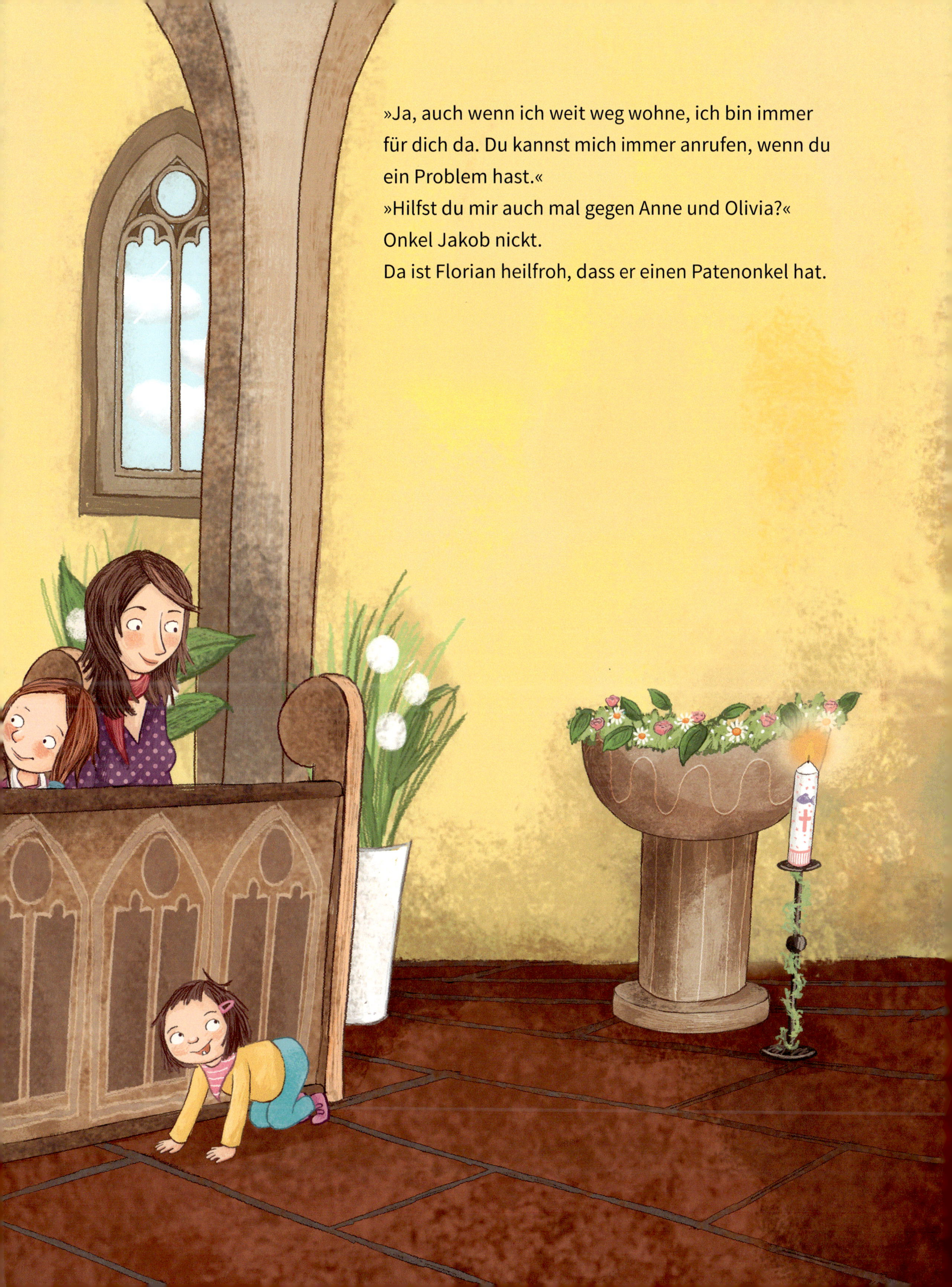

Jetzt beginnt die Orgel zu spielen und Florian wird ganz feierlich zumute.
Alle singen mit. Tante Auguste singt besonders laut und hoch.
Florian hält sich die Ohren zu, weil sie direkt hinter ihm sitzt.
Und dann wird es spannend. Mama und Papa stehen auf und
gehen zum Taufstein. Und wo ist Sophie?
Die schläft auf Tante Jessicas Arm!

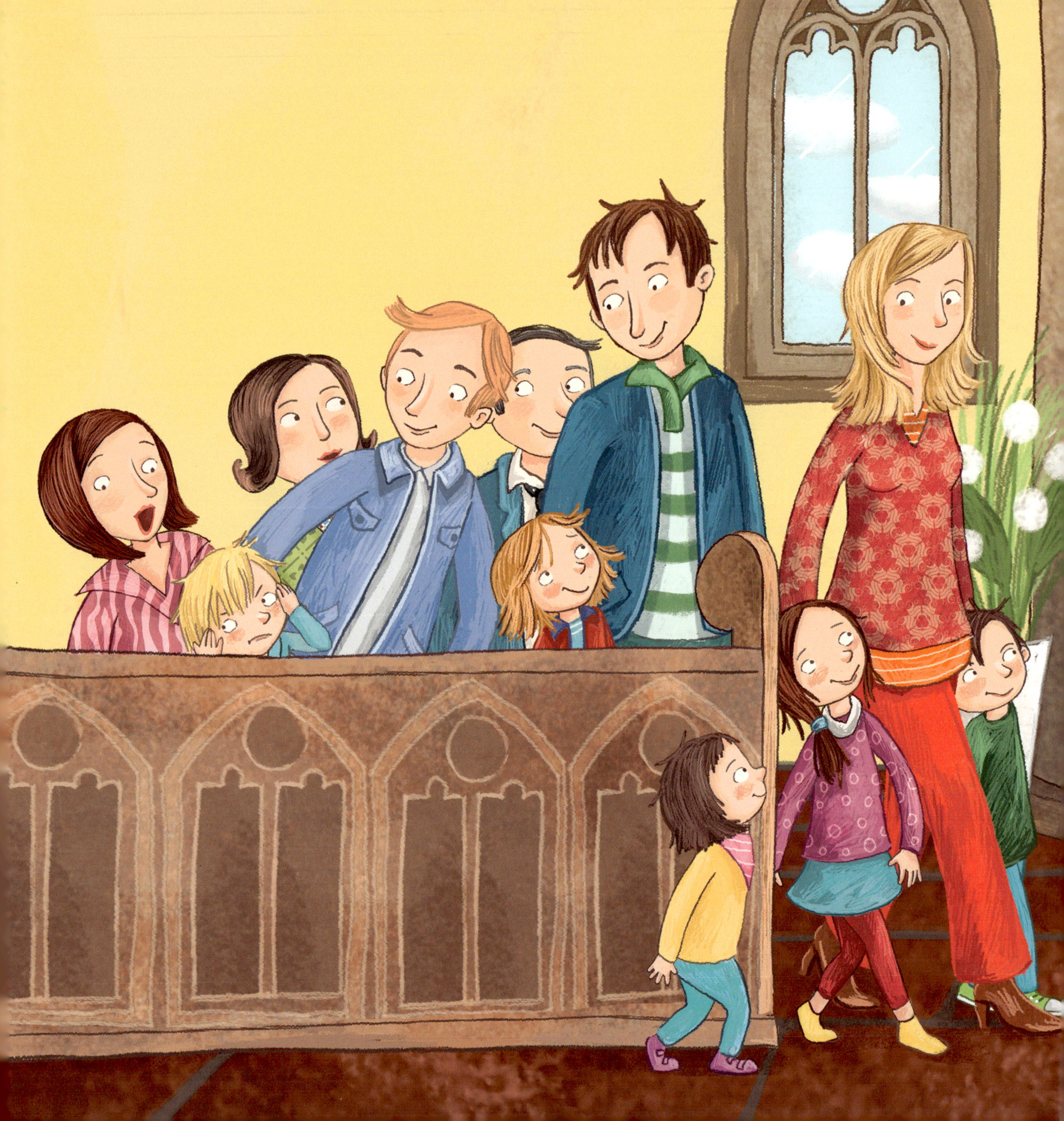

Florian wird von seinem Papa hochgehoben und kann alles ganz genau sehen und hören. Der Pfarrer hält eine kleine Rede. Dann sagt er den Taufspruch:

»Denn er hat seinen Engeln befohlen,
dich zu beschützen, wohin du auch gehst.«
(Psalm 91, 11)

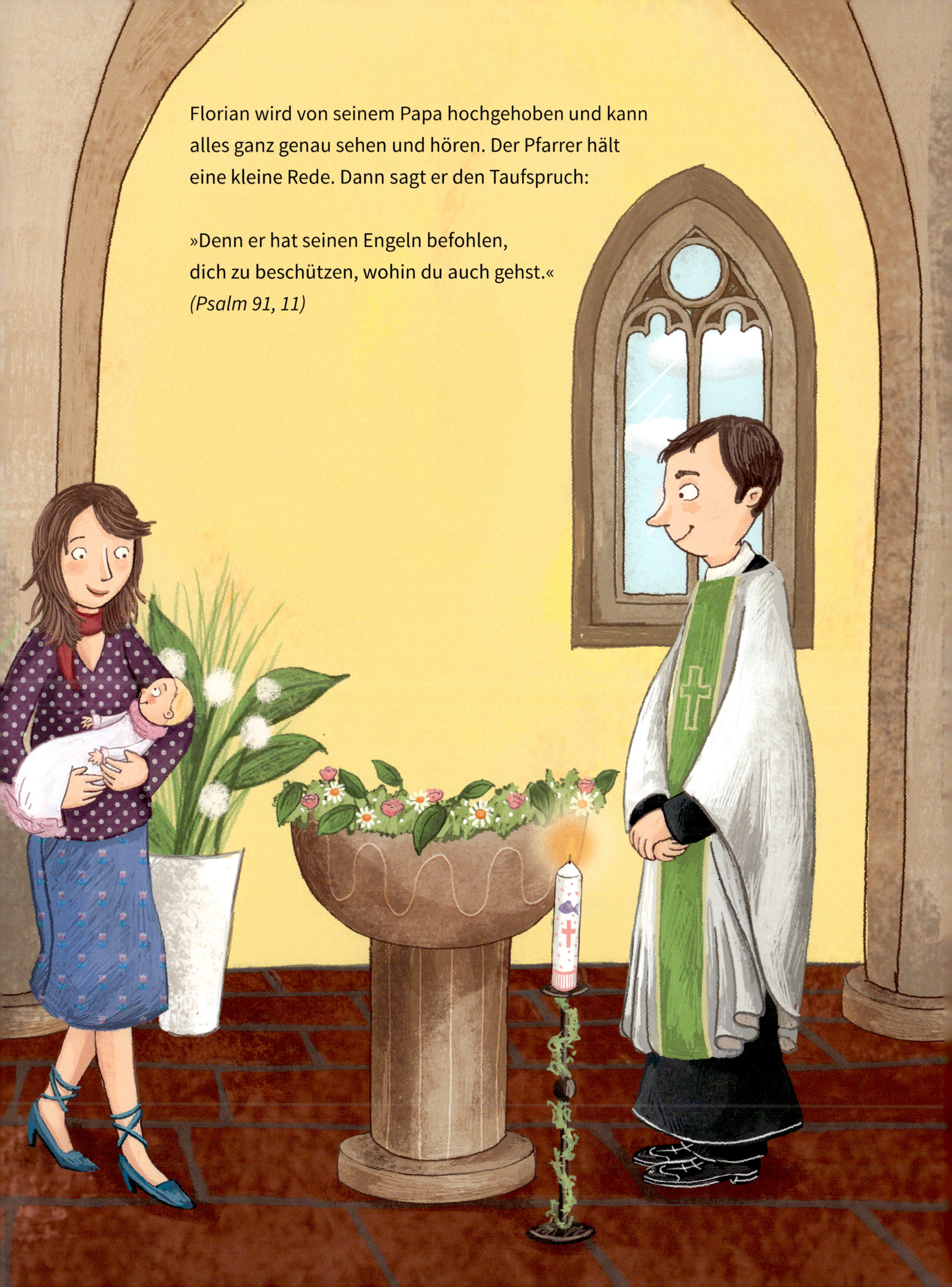

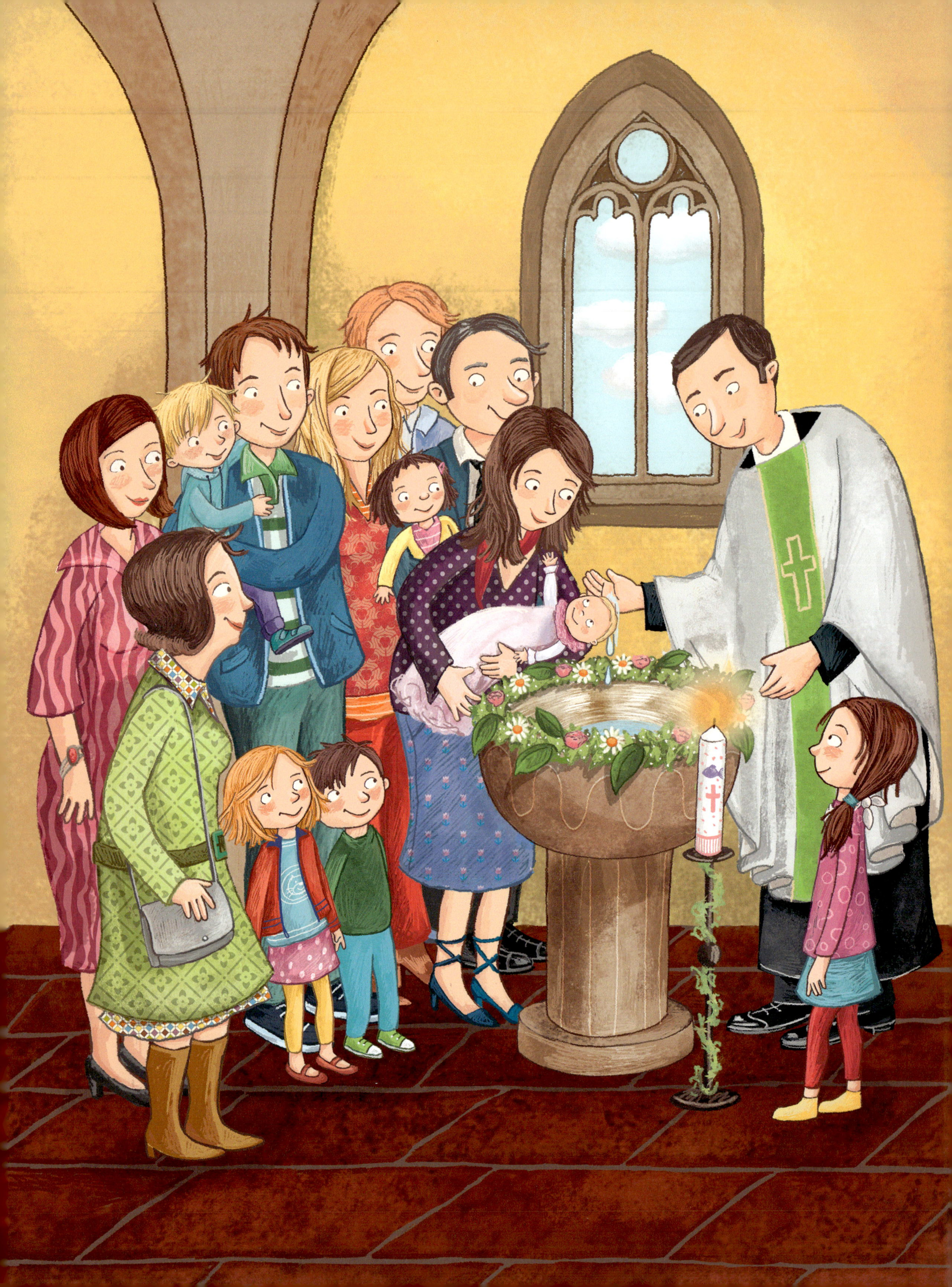

Jetzt kommt der Moment mit dem Wasser! Der Pfarrer sagt:
»Ich taufe dich auf den Namen Gottes des Vaters und des Sohnes und des Heiligen Geistes!«
Florian wartet darauf, dass Sophie losbrüllt. Aber die schläft friedlich weiter auf Tante Jessicas Arm. Als die Wassertropfen über ihre Stirn rinnen, lächelt sie sogar ein bisschen.
Der Pfarrer zündet die Taufkerze an und segnet sie. Florian darf die Kerze halten und für seine kleine Schwester nach Hause tragen. Stolz zieht er damit an seinen großen Schwestern vorbei.

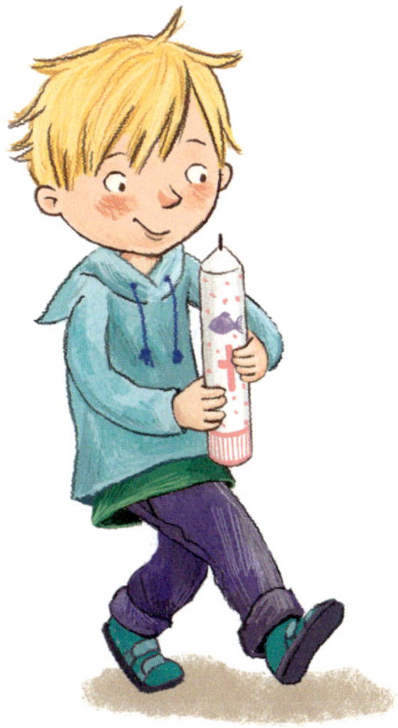

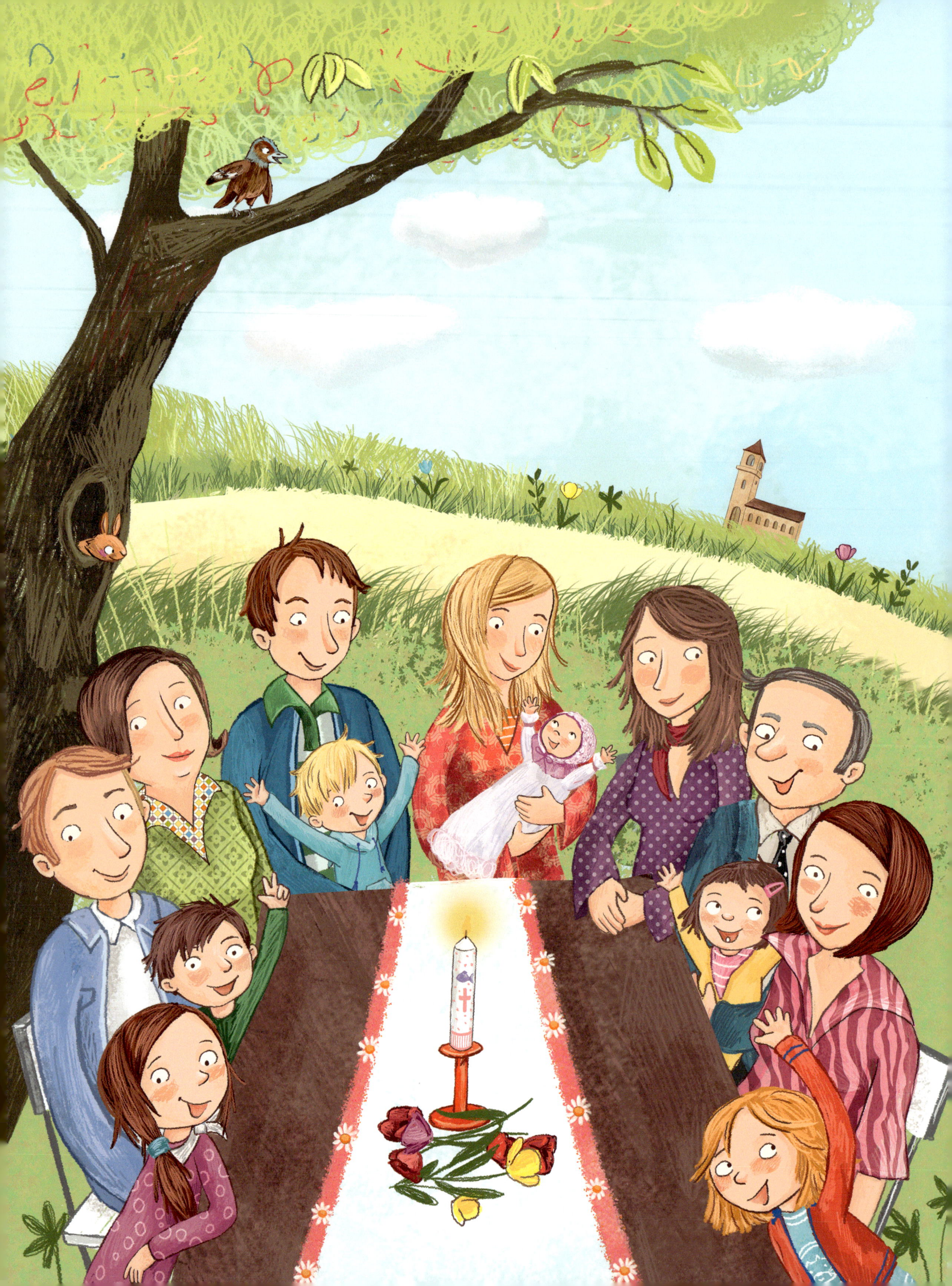

Zum Mittagessen trifft sich die Familie im »Roten Elefanten«, einem hübschen alten Landgasthof gleich neben der Kirche. Der Wirt hat den Tisch unter den Kastanienbäumen im Garten gedeckt. Die frisch getaufte Hauptperson wird zuerst versorgt: Mama stillt Sophie und legt sie in den Kinderwagen. Dann wird geschmaust, getrunken, geredet und gelacht.

Abends sitzen die Erwachsenen im Wohnzimmer zusammen und feiern noch ein bisschen. Die Kinder dürfen alle irgendwo im Haus übernachten.
Gegen acht Uhr tobt auf dem Flur eine Kissenschlacht. Als die Federn allzu heftig fliegen, kommt Onkel Jakob und sorgt für Ruhe. Er kennt coole Zaubertricks! Außerdem kann er mit Bällen jonglieren, auf dem Kopf stehen und sogar Stimmen nachmachen. Auch die von Tante Auguste.
Als Florian vor Müdigkeit die Augen zufallen, trägt ihn sein Patenonkel ins Bett.
»Taufe ist schön!«, sagt Florian, als der Besuch wieder abgereist ist. »Wann kriegen wir unser nächstes Kind?«
»Ach, Florian!«, sagt Mama und lacht. »Jetzt warten wir erst mal ab, bis Sophie ein bisschen größer ist.«
»Sie soll nur so groß werden wie Marie und nicht so groß und frech wie Anne und Olivia«, sagt Florian.
»Sie kann wachsen, wie sie will: Sie wird immer jünger sein als du, denn sie ist und bleibt deine kleine Schwester. Ein Leben lang.«

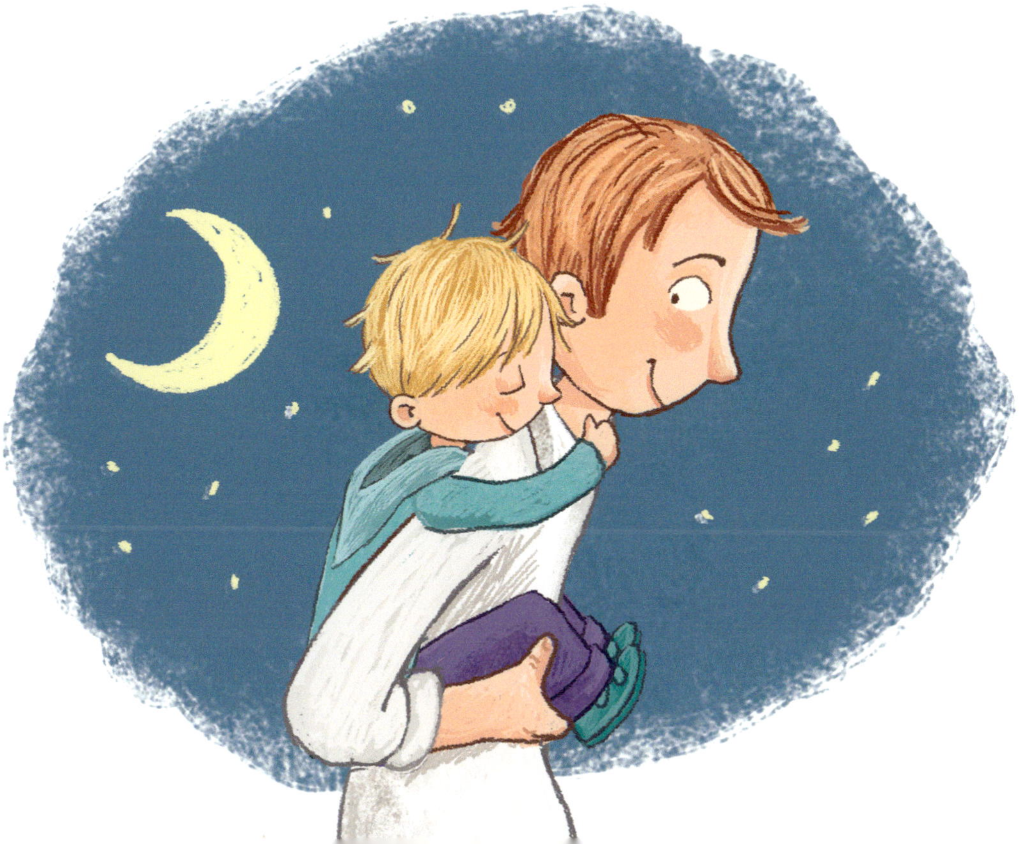